AF468518

ANALYSE CRITIQUE

DES

PRINCIPALES OPINIONS DES AUTEURS

SUR

LA NATURE DE LA CHLOROSE.

OBSERVATIONS

L'UNE DE CHLOROSE COMPLIQUÉE D'INCONTINENCE D'URINE NOCTURNE CONGÉNIALE,
CHEZ UNE FILLE DE 18 ANS;
L'AUTRE DE CHLORO-ANÉMIE MÉTRORRHAGIQUE COMPLIQUÉE DE MALADIE
DE WERLHOF;

Traitées par les préparations ferrugineuses.

par

Ph. Passot, D.-M., P.,

Médecin du Bureau de Bienfaisance du 2e arrondissement, membre de la Société
médicale d'Émulation de Lyon.

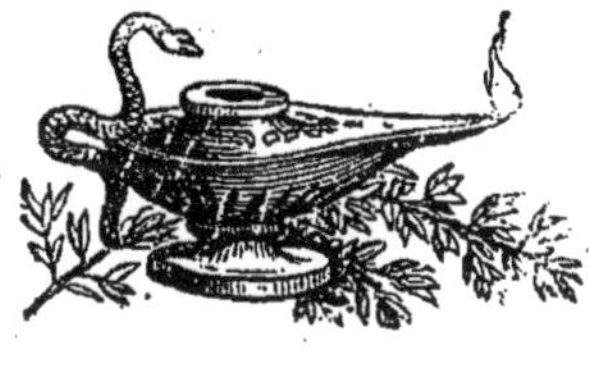

LYON.

CH. SAVY JEUNE, LIBRAIRE,

QUAI DES CÉLESTINS, 48.

1844.

LA CROIX-ROUSSE (LYON). — IMPRIMERIE DE TH. LÉPAGNEZ.

ANALYSE CRITIQUE

DES

PRINCIPALES OPINIONS DES AUTEURS

SUR

LA NATURE DE LA CHLOROSE.

OBSERVATIONS

L'UNE DE CHLOROSE COMPLIQUÉE D'INCONTINENCE D'URINE NOCTURNE CONGÉNIALE, CHEZ UNE FILLE DE 18 ANS ;
L'AUTRE DE CHLORO-ANÉMIE MÉTRORRHAGIQUE COMPLIQUÉE DE MALADIE DE WERLHOF ;

Traitées par les préparations ferrugineuses.

L'humorisme, cette vieille doctrine que la fin du siècle dernier vit périr sous les coups des solidistes et des vitalistes, l'humorisme, fondé par Galien, a repris depuis quelques années la part qu'il doit avoir en médecine. Sans doute qu'il eut ses écarts et qu'il fut poussé beaucoup trop loin par les anciens médecins, mais ce fut aussi une grave erreur, très-préjudiciable à la science, de rejeter complètement, comme le firent Pinel et son école, la doctrine des altérations humorales. Aujourd'hui, grâce aux beaux travaux de MM. Liebig, Lhéritier, Donné, Bouisson, Andral et Gavarret, etc., non-seulement l'humorisme s'est relevé du ridicule où il était tombé, mais encore il est appelé à devenir une des plus belles branches de l'anatomie pathologique. L'humorisme bien compris peut même plus que le solidisme, car nos solides dérivent des humeurs, dérivent du sang. C'est pour l'étude combinée des forces vitales, des solides et des liquides que le diagnostic et la thérapeutique feront des progrès.

Ce n'est que depuis la nouvelle impulsion, donnée à l'examen des phénomènes fournis par les fluides de l'économie, que la chlorose est bien connue. Notre intention n'est pas de faire ici une dissertation complète sur cette maladie, nous voulons seulement embrasser dans un coup d'œil rapide les différentes opinions émises par les auteurs sur sa nature, voir ce qu'elles ont de juste et d'erroné, et quelle est celle qui aujourd'hui a cours dans la science. Nous rapporterons ensuite deux observations de chlorose intéressantes par leur complication; enfin nous terminerons notre travail par quelques réflexions.

Le mot grec χλωρος signifie pâleur, couleur jaune, verdâtre; il désigne, il est vrai, un des symptômes les plus ordinaires de la maladie qui nous occupe; mais on se tromperait singulièrement si l'on regardait la pâleur comme caractéristique, pathognomonique de la chlorose. Assez souvent, au contraire, le teint se conserve et peut en imposer. Ce n'est, pour ainsi dire, que lorsque la maladie est consommée et que le sang ressemble en quelque sorte à celui des animaux à sang froid, qu'on observe la décoloration de la peau et des membranes muqueuses; mais quel mérite y a-t-il alors de porter un diagnostic?

Galien pensait que la chlorose tenait à l'adynamie du

tube digestif. Hoffmann et Gardien ont partagé la même opinion ; il est certain qu'il est des cas où l'altération de la santé a commencé par une lésion de la digestion. En effet, disent MM. Désormaux et Blache, ne voit-on pas des enfants devenir chlorotiques soit pendant l'allaitement soit après le sevrage, parce que l'alimentation qu'on leur donne n'est ni convenable ni suffisante ? Cela est vrai, mais il faut convenir que dans l'immense majorité des cas les troubles de la digestion ne sont que symptomatiques.

Pour Sydenham, la chlorose était une espèce particulière d'hystérie.... ; *chlorosin sive febrim albam quam quidem speciem esse affectionis hystericœ nullius dubito.* En effet, les maux de nerfs hystériques se rencontrent fréquemment chez les chlorotiques; quelques-unes même présentent des symptômes de chorée (Ashwell, *Gaz. méd.* 1838). L'hystérie que M. Pidoux appelle *vaporeuse, indécise,* offre beaucoup d'analogie avec la chlorose : comme cette dernière, elle tient souvent à un état du sang constitutionnellement pauvre ou accidentellement appauvri. Dans ce cas, de tous les traitements, celui par les préparations martiales, recommandé par Sydenham, est le plus propre à combattre l'éréthisme spécial du système nerveux, et à lui rendre sa stabilité. Quant à l'hystérie *convulsive,* le plus souvent elle n'a aucun rapport avec la chlorose. Ce sont presque toujours des femmes d'une constitution forte et robuste qui en sont atteintes, et l'expérience démontre l'inutilité presque constante des agents pharmaceutiques dans cette forme de maladie. L'indication thérapeutique consiste alors uniquement à consumer par l'exercice musculaire une activité superflue.

Vanswietten, en appelant la chlorose une cachexie, donnait à cette affection un nom qui lui convient lorsqu'elle est à sa dernière période. La doctrine soutenue par Mercatus, Cullen, Tissot, Pinel, etc., est sans contredit celle qui jusqu'à ces derniers temps s'est ralliée le plus grand nombre de partisans; elle attribue la chlorose à la suppression ou à la rétention des règles. Mais s'il est bien établi, ce qu'on ne saurait du reste contester, que cette maladie se montre non-seulement chez les petites filles, chez les personnes réglées convenablement, ou qui ont dépassé l'âge critique; mais encore chez des sujets du sexe masculin, nécessairement il faut bien regarder l'aménorrhée non comme la cause, mais comme un effet ou une complication de la chlorose.

Il y a peu d'années encore que l'expression de chlorotique, appliquée à l'homme, eût paru singulièrement étrange. Pendant très-longtemps l'opinion d'Hoffmann, qui prétendait que la chlorose était exclusive au sexe féminin, a régné dans les écoles. Aujourd'hui beaucoup de praticiens savent qu'il existe des hommes faibles, délicats, nerveux, à constitution épuisée, soit par des excès, soit par une nourriture insuffisante ou de mauvaise qualité; les symptômes qu'ils présentent, comparés à ceux d'une femme chloro-anémique, ont entre eux la plus grande analogie pour ne pas dire une identité parfaite. Ainsi, facies pâle, décoloré, dyspnée, étouffement au moindre exercice, palpitation, inappétence ou appétits dépravés, douleurs épigastriques sans lésion organique, bruits anormaux soit du côté du cœur, soit du côté des artères, tel est le cortége des symptômes qu'on peut observer chez ces sujets.

Voir dans l'aménorrhée la cause de la chlorose, c'est

donc, nous l'avons dit, prendre l'effet pour la cause; c'est commettre une méprise qui ne manque pas de tourner au préjudice des malades. En effet, quelle est d'ordinaire la conduite du médecin qui place l'origine de cette affection dans le défaut de menstruation? Presque toujours il conseille les saignées, soit générales (saignées du pied), soit locales (sangsues aux cuisses), dans le but de provoquer les menstrues. Or, est-il de médication plus nuisible, plus anti-rationnelle que d'employer le premier des débilitants dans une maladie qui consiste essentiellement, comme nous le verrons tout-à-l'heure, dans un appauvrissement du sang?

Le reproche que mérite la doctrine de Mercatus, de Cullen, est encore pleinement applicable à celle de Cabanis, qui faisait dépendre la chlorose d'une inertie des organes génitaux. « Lorsqu'il y a langueur de ces or-« ganes, il survient, dit-il, une espèce de maladie dont « le principal symptôme est l'inertie de la sanguifica-« tion. On attribue communément les pâles couleurs à « la suspension du flux menstruel, et pour les guérir « on cherche à le provoquer ou à le rappeler, mais « c'est ici prendre l'effet pour la cause. » (Rapport sur le physique et le moral). Cabanis rapportait, comme on le voit, à l'inertie des organes de la génération, l'inertie de la sanguification; mais c'est le contraire qu'il eût fallu établir.

M. Roche paraît avoir adopté l'opinion de Cabanis, en considérant une jeune fille chlorotique comme un être arrêté dans son évolution, et qui reste en quelque sorte à l'état de chrysalide engourdie par suite d'un défaut de développement et de vitalité de l'organe utérin qui doit présider à sa nouvelle existence.

Suivant Hamilton, la constipation habituelle des chlorotiques serait la cause qui entretiendrait leur affection. En vérité, c'est donner beaucoup trop d'importance à ce qui n'est qu'un symptôme.... Les purgatifs réitérés tant vantés par ce médecin, en appauvrissant encore le sang, ne seraient que propres à augmenter la faiblesse et tous les accidents nerveux. Cependant, comme une constipation opiniâtre pourrait empêcher l'absorption intestinale de se faire aussi rapidement qu'à l'état physiologique, le ventre sera tenu convenablement libre, afin de rendre les préparations chalybées plus assimilables; du reste, les chloroses avec diarrhée ne sont pas très-rares.

On a encore supposé que la chlorose dépendait primitivement d'une asthénie du grand sympathique, et cela parce que les fonctions de circulation, de digestion, de nutrition et de génération s'accomplissaient chez les chlorotiques d'une manière incomplète. Cette opinion appartient à Copland.

Nous dirons aussi qu'un grand nombre d'auteurs ont regardé la chlorose comme l'apanage exclusif de l'âge de la puberté chez les filles; ils ont pensé que cette maladie était comme l'expression, comme la manifestation des besoins physiques de l'amour. Partant de là, l'indication pour guérir, suivant eux, serait le mariage. Hippocrate donne le précepte suivant : *Ecquidem virginibus suadeo quibus tale quid accidit ut citissime cum viris conjungantur, si enim conceperint sanæ evertunt.* Korte a écrit sur la chlorose un ouvrage intitulé : *De pallore virginum venerem indicante.* Hubner l'appelle : *Febris virginum amatoria.* Leblanc la désigne sous le nom d'*icterus venerem amantium.* Tous les bons praticiens savent aujourd'hui qu'avant de conseiller le mariage à une fille chlorotique, c'est-à-dire des jouissances d'une nature éminemment énervante, il est de première nécessité de refaire chez elle la constitution organique, attendu qu'une femme mariée n'est souvent stérile que parce qu'elle est chlorotique.

Enfin nous arrivons à l'opinion des auteurs tout-à-fait modernes professée par MM. Andral, Trousseau, Bouillaud, etc. C'est la seule qui soit complètement vraie, c'est celle à laquelle nous nous rattachons pleinement, soit parce qu'elle explique tous les faits, soit parce qu'elle résulte des analyses chimiques, soit enfin parce que sa justesse est confirmée par le traitement qui guérit la chlorose : *Morborum naturam curationes ostendunt* (Hippocrate). Elle consiste à regarder cette affection comme dépendant essentiellement de la diminution considérable des éléments globuleux et cruorique du sang et de l'augmentation disproportionnée de la partie séreuse de ce fluide, ce qui a fait dire que dans la chlorose il y avait *pléthore aqueuse, hydroémie.* Pour ces auteurs l'aménorrhée primitive que l'on observe, ainsi que tous les autres troubles de l'économie, résultent de l'altération du sang que nous venons de mentionner. Mais d'où provient elle-même cette altération ? Nous pensons que pour l'expliquer dans beaucoup de cas il faut recourir en dernière analyse à une *inertie d'activité vitale constitutionnelle* chez les sujets affectés de chlorose. Ce qui prouve cette inertie, c'est la difficulté qu'on éprouve souvent de guérir à jamais et parfaitement les pâles couleurs. Vous avez administré les préparations ferrugineuses, très-bien, mais vous n'avez enrichi le sang que d'une manière artificielle ; aussi, au bout d'un certain temps n'est-il point rare de voir la maladie récidiver. Ce n'est donc pas tout-à-fait à tort et sans fondement que la qualification de phthisie nerveuse lui a été donnée par Morton ; au contraire, dans l'anémie essentielle, c'est-à-dire sans lésion organique, état accidentel et transitoire causé soit par d'abondantes hémorrhagies, soit par une mauvaise alimentation, ou la privation de la lumière, etc. Une fois le sang et les forces réparées, la récidive n'est plus à craindre, à moins que les malades ne retombent dans les conditions productrices de l'anémie; celle-ci cependant peut être le point de départ de la chlorose. S'il est des circonstances où ces deux états morbides sont facilement distingués l'un de l'autre, il en est où ils se confondent si intimement, où leur analogie se montre telle, que toute distinction est impossible; dès lors on comprend pourquoi un grand nombre d'auteurs n'ont fait de la chlorose qu'une simple variété de l'anémie.

Les expériences de Fœdisch, confirmées par celles de MM. Lecanu, Andral et Gavarret prouvent que dans la chlorose, le sang est en partie dépouillé de ses principes constituants le *cruor* et le *fer*. Maintenant pourquoi cette maladie est-elle plus fréquente chez la femme que chez l'homme? C'est que dans l'état physiologique et normal ces deux éléments sont en plus grande proportion dans le sang du second que dans celui de la première. Suivant MM. Andral et Gavarret, dont les analyses diffèrent en cela de celle de Fœdisch, la fibrine reste en même quantité, mais par l'effet de la diminution des globules sanguins, elle acquiert une prépondérance proportionnelle relative, ce qui fait que dans la chlorose, que nous appellerons si l'on veut *anémie constitutionnelle* spontanée, pour la distinguer de l'*anémie accidentelle*, le sang peut se recouvrir d'une couche de couenne ; de là ce corollaire important établi par M. Andral, dans son *Essai d'hémathologie pathologique*, que la couenne n'indique pas toujours une phlegmasie. La couenne, fait toujours pathologique, peut donc avoir en thérapeutique deux significations diamétralement opposées ; la fibrine des chlorotiques est plus blanche, plus molle, et par l'ablution elle perd facilement son pigmentum rouge. L'analyse chimique a aussi démontré que chez eux la proportion des globules constitués par l'albumine solide et l'hématosine, diminue d'une manière marquée ; les globules sanguins qui sont à leur minimum dans la chlorose, sont au contraire à leur maximum dans la pléthore.

La pâleur et la liquéfaction du sang des chlorotiques s'explique facilement par le défaut de ses principaux éléments. On conçoit très-bien comment ce liquide n'excitant plus convenablement les organes et ne suffisant plus à leur entretien, il en résulte une foule de phénomènes morbides qui se rattachent tous à la même cause, entre autres ces névralgies si fréquentes, que suivant MM. Trousseau et Pidoux, sur vingt femmes chlorotiques, dix-neuf ont des névralgies. En général, elles occupent les branches de la cinquième paire, et les douleurs de tête alternent avec les douleurs gastralgiques.

Notons avec M. Andral ce fait singulier, que le scorbut et la chlorose, maladies qui se rapprochent tant par leur symptomatologie, ont un caractère hématologique tout différent ; les hémorrhagies sont très-rares dans la dernière, où la proportion de la fibrine est prédominante, mais seulement par le fait de la diminution des globules ; elles sont presque incessantes dans le premier, où la fibrine a diminué.

Les bruits anormaux des anémiques sont ordinairement subordonnés au degré d'abaissement du chiffre des globules, — *bruits de souffle continu ou à double courant de ronflement ou de diable, sifflement modulé ou chant des artères, etc.* Laënnec, qui le premier annonça l'existence des bruits morbides dans ces vaisseaux, les attribuait à une contraction spasmodique de leurs tuniques, mais c'était donner une cause vitale à un phénomène purement physique. Depuis cet auteur les expériences de MM. Bouillaud et Piorry, Spittal Hope, Corrigan, Beau, de Laharpe, firent naître de nombreuses théories presque toutes différentes les unes des autres. Celle qui nous paraît la plus probante, nous disons la plus probante, car dans l'état actuel de la science il est difficile de déterminer rigoureusement les diverses influences productrices des bruits chlorotiques, est celle qui consiste à les expliquer par l'augmentation des fluides, qui est un des effets inévitables de la chlorose. Boërrhaave avait déjà signalé cet effet pathologique; chez les chlorotiques, dit-il, les fluides sont en excès sur les solides et leur mouvement est gêné, car la masse à mouvoir est plus grande, et la force motrice reste la même. S'il en est ainsi, on peut concevoir comment du défaut de proportion entre la capacité des vaisseaux et l'ondée sanguine, il résulte des frottements sonores le long de leur paroi interne trop fortement comprimée. Telle est la théorie de M. Beau; le premier, ce médecin a constaté que toutes les fois qu'une artère vibre et frémit sous le doigt, on était sûr d'y trouver à l'auscultation des bruits anormaux; si la carotide droite fait entendre un bruit de souffle ordinairement plus fort que la carotide gauche, c'est que la première est plus superficielle que la seconde.

Quoi qu'il en soit des modifications plus ou moins variées que subit le sang dans la chlorose, toujours est-il que c'est à son altération, à sa dissolution, qu'il faut rapporter le cortége des accidents qui l'accompagnent; le praticien, dans le traitement de celle-ci, ne doit donc avoir qu'un seul but, celui de le reconstituer. Or, le fer est ce médicament précieux, en quelque sorte spécifique, qui recompose le sang et lui rend les propriétés réparatrices qu'il avait perdues en passant directement dans le sang, comme le prouvent les expériences de Tiedmann et Gmelin, de Vohler et de Brueck de Fribourg.

M. Lecanu ayant démontré que l'hématosine pure contient 7 pour 0/0 de fer, on comprend que les martiaux puissent modifier d'une manière si avantageuse la composition et les propriétés du sang; il a aussi prouvé que dans la chlorose, où la quantité de matière colorante (hématosine) est diminuée, la quantité de fer l'est aussi dans les mêmes rapports. Or, le fer a la propriété d'augmenter cette matière colorante. Ce qui caractérise donc la médication par les préparations chalybées, c'est sa remarquable influence sur l'hématose et sur le sang qui ne tarde pas à devenir plus rouge, plus vermeil, et à recouvrer sa plasticité. Broussais a donc eu le plus grand tort de prétendre que dans le traitement de la chlorose, administrer tel ou tel tonique était chose indifférente.

La doctrine de l'irritation appliquée aux prétendues

gastrites des anémiques, entraîne pour eux les conséquences les plus graves.

Avant de rapporter nos deux observations énoncées en tête de ce travail, nous déduirons :

1° Que l'organicisme pur, exclusif, n'est pas admissible.

2° Que l'état pathologique des organes n'est souvent que l'expression d'une altération du sang.

3° Que dans la chlorose, il y a le plus souvent à la vérité, inertie d'activité vitale primordiale, mais que la dissolution du sang entretient et augmente elle-même de plus en plus la dépression de ce que Barthez appelait les *forces radicales*.

4° Que le fer accompagné des modificateurs hygiéniques est le meilleur remède de la chlorose, et qu'il agit immédiatement sur les liquides, avant de faire ressentir son influence sur les solides.

PREMIÈRE OBSERVATION.

Chlorose compliquée d'une incontinence d'urine nocturne congéniale; pilules de protocarbonate de fer de Vallet. — Guérison.

Mlle A. F., âgée de 18 ans, d'un tempérament lymphatique, me fut présentée dans le courant du mois de mai 1841 ; elle était, me dit sa mère, affectée depuis sa naissance d'une *faiblesse des reins,* que tous les moyens employés jusque là n'avaient pu guérir; elle avait pensé, comme plusieurs médecins le lui avaient fait espérer, que l'âge de la puberté mettrait fin chez sa fille à une infirmité si triste et si dégoutante; mais elle voyait avec le plus grand regret que la maladie persistait, au point que toutes les nuits, Mlle A. F., perdait ses urine pendant son sommeil. Du reste, la mère m'ajouta que sa fille n'était point réglée, bien que souvent on lui eût appliqué des sangsues aux cuisses, qu'on lui eût fait prendre des bains de siège des infusions d'armoise et d'autres emménagogues.

Voici en quel état je trouvai la jeune personne : visage pâle, bouffi, présentant parfaitement cet aspect que Brueck appelle *turgor lymphaticus*, lèvres décolorées, air de tristesse et d'abattement, beau souffle continu dans les artères carotides, plus intense à droite qu'à gauche, bruits du cœur exagérés avec souffle au premier temps pouvant en imposer pour une maladie organique, pouls à 80 pulsations, régulier, large, diffus, mais se laissant déprimer, langue humide, pas de soif, anorexie, appétence pour les mets acides, douleurs épigastriques augmentant par la pression, constipation habituelle, écoulement leucorrrheïque, œdème le soir autour des malléoles, faiblesse générale, paresse des mouvements; la malade me dit éprouver très-fréquemment des bourdonnements dans les oreilles, des étourdissements, enfin une céphalalgie habituelle qui alterne avec les douleurs gastralgiques.

A la réunion de tous ces symptômes, il était évident que nous avions affaire à un prototype de chlorose; après m'être assuré que la jeune fille n'avait pas l'habitude de la masturbation, je rattachai immédiatement l'incontinence d'urine à l'anémie spontanée, ou tout au moins je pensai que la première devait être entretenue par la seconde. Sachant que M. Blaud de Beaucaire, ayant à traiter une chlorose chez une fille amaurotique, avait vu disparaître en même temps les deux affections sous l'influence des préparations chalybées, je jugeai d'avance qu'en guérissant la chlorose, peut-être verrions-nous cesser l'incontinence d'urine. Eh bien, le résultat que nous avons obtenu a pleinement confirmé notre prévision. Nous prescrivîmes les pilules de proto-carbonate de fer de Vallet, à prendre à la dose de deux à dix par jour au commencement de chaque repas, en augmentant progressivement; un régime analeptique, l'exercice au soleil et nous défendîmes expressément de boire le soir. Au bout de 15 jours, sous l'influence de cette médication, la plupart des symptômes s'étaient amendés, d'autres avaient déjà complètement disparus; la perte des urines n'avait plus lieu régulièrement toutes les nuits comme auparavant, les pilules loin de fatiguer l'estomac, excitaient au contraire l'appétit, elles purent donc être continuées sans interruption. Bref, après cinq semaines de traitement, Mlle A. F. pouvait être considérée comme tout-à-fait guérie. En effet, la face et les lèvres étaient devenues roses, les forces musculaires s'étaient développées, la leucorrhée, la gastralgie, les douleurs névralgiques de la tête n'existaient plus, mais chose remarquable, qui combla les vœux de la famille et me fit éprouver une vive satisfaction, plus d'incontinence d'urine nocturne; le sphincter de la vessie avait acquis de l'énergie contractile, et la première apparition des menstrues avait eu lieu. Au mois de mars 1842, Mlle A. F., qui n'avait pas été vaccinée, a été prise d'une variole très-confluente, laquelle mit ses jours dans le plus grand danger; elle a eu le bonheur d'y résister, et depuis sa constitution s'est encore singulièrement améliorée. Y a-t-il eu par le fait de la variole, dépuration des fluides de l'économie? J'ai revu bien des fois Mlle A. F., afin de prévenir la récidive de la chlorose ; de temps en temps, par mon conseil, elle est revenue aux préparations chalybées ; elle est toujours dans un état de santé florissant.

DEUXIÈME OBSERVATION.

Chloro-anémie métrorrhagique. — Symptômes de morbus maculosus hémorrhagicus intercurrens. — Pain ferrugineux. — Guérison.

Mme R., âgée de 36 ans, demeurant rue Lainerie, d'un tempérament lymphatique, réglée à 14 ans, mère de quatre enfants, a toujours eu des couches heureuses, elle n'a jamais eu de maladie aiguë, mais depuis 15 ans, dit-elle, elle souffre de maux d'estomac qui lui font éprouver tantôt la sensation d'un tiraillement, tantôt celle d'un fer chaud qu'elle aurait à l'épigastre ; elle a toujours été sujette à un écoulement leucorrheïque ; ses règles sont régulières, mais très-abondantes.

Dès le commencement de 1840, à la suite de violents chagrins, elle a vu s'accroître tous les symptômes que nous venons d'énumérer ; ainsi les digestions sont devenues plus laborieuses, la perte blanche est plus considérable, les règles reviennent régulièrement tous les vingt jours, et coulent pâles, décolorées, des neuf ou dix jours, au point de constituer de véritables métrorrhagies périodiques. Malgré cet état, Mme R. a continué jusque là de vaquer péniblement à ses occupations. Depuis longtemps elle est d'une extrême sévérité pour son régime, qui se compose de riz, de fécules, de laitage, jamais de viande à cause de la prétendue gastrite pour laquelle des sangsues ont été appliquées plusieurs fois au creux de l'estomac.

Le 10 septembre 1842, je suis appelé auprès de Mme R. Il y a cinq jours qu'elle est alitée, elle habite un appartement où les rayons solaires ne pénètrent jamais. Voici dans quel état je la trouvai : bouffissure et pâleur du visage, teinte comme plombée, lèvres complètement décolorées, magnifique bruit de diable dans les artères carotides, bruits du cœur réguliers mais plus éclatants qu'à l'état physiologique, étouffement et palpitations lorsque la malade se lève ; céphalalgie frontale, langue humide, blanche, pas d'appétit, un peu de soif, pas de prédilection marquée pour quelque substance alimentaire, l'épigastre est sensible à la pression ; il y a de la constipation.

Depuis quatre jours les gencives ont commencé à se prendre, elles sont tuméfiées, d'un rouge livide, saignantes. Hier elles ont fourni une abondante hémorrhagie que la malade évalue à près d'un litre, l'haleine est fétide, douleurs violentes dans les membres inférieurs le long du rachis, comme chez les mineurs d'Anzin et de Schemnitz en Hongrie ; les jambes sont le siége d'une infiltration œdémateuse et de huit ou dix plaques foncées, irrégulières, assez larges, véritables ecchymoses spontanées, ayant l'aspect de contusions récentes, on en compte encore quelques-unes sur les cuisses ; défaut de chaleur à la peau, pouls de 70 à 75, assez large, mais très-mou et se laissant effacer ; dépression des forces, abattement moral, en un mot, anémie prononcée. Une particularité intéressante à noter, c'est que lors de l'apparition des premières ecchymoses, Mme R., suivant en cela le conseil d'une personne qui lui dit qu'elle avait trop de sang, puisqu'il s'épanchait sous la peau, s'appliqua six sangsues à chaque cuisse ; les piqûres donnérent abondamment depuis six heures du soir jusqu'au lendemain à midi, encore fallut-il pour arrêter le sang, employer de la toile d'araignée et une bonne compression. Mme R. me rapporta que le sang qu'elle perdit était si pâle, que les linges qui avaient servi à l'étancher, paraissaient avoir été trempés dans de l'eau ; chaque piqûre de sangsue s'était transformée en autant d'ulcérations livides qu'on observe à la partie interne des cuisses.

Certes, le cortége des symptômes dont nous venons de tracer le tableau était bien propre à caractériser un état de chloro-anémie des mieux établi, et établi certainement depuis plusieurs années ; d'une autre part, nous avions là des symptômes de maladie de Werlhof. Evidemment, la chloro-anémie était primitive et avait amené le *morbus maculosus*. Quel traitement convenait il de faire ? Fallait-il recourir aux substances dites antiscorbutiques ? Sans m'inquiéter des rapports différentiels chimiques et microscopiques qui peuvent exister entre l'altération du sang des personnes chloro-anémiques et l'altération du même liquide chez les scorbutiques, je ne vis dans la position de Mme R. qu'un seul fait capital, à savoir l'atténuation et la dissolution du sang, cause et effet tout à la fois des métrorrhagies périodiques qu'elle éprouvait. L'indication était donc de le reconstituer, de lui rendre sa plasticité ; pour cela il n'y avait pas à choisir entre plusieurs médicaments, le fer, le fer seul convenait et devait être employé.

Mme R. ne pouvait pas facilement exercer la mastication, à cause des ecchymoses répandues sur les gencives et à la paroi interne des joues. Je lui prescrivis donc en potages, au nombre de trois ou quatre par jour, du pain ferrugineux formulé de la manière suivante :

P. Hydrate de peroxide de fer réduit en poudre inpalpable. . . . . 1 gramm.
à incorporer exactement dans
Pâte de froment . . . . 500 —
Solution de sirop de gentiane pour boisson ; gargarisme avec :
Infusion de germandrée . . . . 200 gramm.
Teinture de quinquina. . . . . 5 —
Miel rosat . . . . 40 —
Panser les ulcérations des cuisses avec charpie, imbibée de vin aromatique.

En outre, j'ordonnai immédiatement la campagne. Mme R. y fut transportée le lendemain, elle fut placée dans une chambre tournée au midi, présentant la plus heureuse exposition.

Le 17 septembre, c'est-à-dire au sixième jour du traitement, il y a déjà un changement dans l'expression de la physionomie, moins d'abattement ; les potages au pain ferrugineux passent très-bien et excitent l'appétit, la malade dit qu'ils lui *creusent l'estomac*, tandis qu'au contraire ceux de fécule avaient grand peine à passer.

Le 24, les gencives sont en bon état, plus d'ecchymoses aux jambes ni aux cuisses, les ulcérations qui existaient à la partie interne de celles-ci sont cicatrisées, l'écoulement leucorrheïque est tari, la malade est étonnée de se sentir aussi forte. — *Prescription :* 12 décigr. d'hydrate de peroxide de fer pour 500 grammes de pâte de viandes rôties ; eau de Spa, coupée avec un peu de bon vin vieux aux repas ; promenades au soleil.

Le 26, les règles ont paru le matin sans être annoncées comme d'habitude par des coliques et des douleurs de reins. Mme R. m'annonce que le sang qu'elle perd est beaucoup moins pâle que les autres fois; du côté de la menstruation, il y a donc eu ce mois-ci un retard de six jours.

Pour terminer là cette observation, je dirai qu'au bout de six semaines le traitement indiqué avait fait justice presque entière de tous les symptômes qui se rattachent à l'état chloro-anémique. Ainsi, les tiraillements d'estomac, les palpitations, la leucorrhée n'existaient plus; il ne restait qu'un peu de bruit de souffle dans les artères. Mme R... ne se plaignait plus de ses douleurs névralgiques, surtout de celles des jambes qui l'avaient tant fait souffrir. *Sanguis moderator nervoxum*, le sang est le modérateur des nerfs, a dit Hippocrate, immense vérité qui reçoit tous les jours sa confirmation dans le traitement de la chloro-anémie par les martiaux. Ses joues et ses lèvres étaient devenues roses, l'appétit était excellent; en un mot, l'état général pouvait être regardé comme tout-à-fait satisfaisant. Depuis bientôt dix-huit mois que Mme R... a quitté la campagne pour revenir habiter la ville dans un logement bien exposé, sa santé ne s'est pas démentie un seul instant, ce qui ne l'empêche pas d'user assez souvent du pain ferrugineux. Les menstrues ont complètement perdu leur caractère métrorrhagique pour reprendre le type physiologique et normal.

Ce fait doit être rapproché de celui cité à la Société médicale d'Émulation, par notre savant collègue, M. Bouchacourt, qui guérit également par les préparations chalybées une hémorrhagie utérine dépendant d'une chlorose.

Réflexions. De ces deux observations l'une m'a paru offrir de l'intérêt sous le rapport de l'incontinence d'urine nocturne congéniale compliquant la chlorose, et cédant avec elle au traitement ferrugineux ; l'autre justifie complètement cette forme de chlorose que le professeur Trousseau a désignée sous le nom de ménorrhagique, laquelle existe sans la moindre trace de lésion organique, mais tient uniquement à la dissolution du sang ; de plus, elle confirme cette proposition établie par M. Andral dans son traité d'hématologie pathologique ; à savoir : que des hémorrhagies qui ont commencé par la diminution des globules sanguins peuvent, en se prolongeant, amener aussi celle dela fibrine, élément qui a diminué d'une manière notable dans la maladie de Werlhof ou scorbut.

Nous avons vu dans la première observation que l'administration du fer n'avait pas tardé à déterminer chez la jeune fille la première apparition des règles. Est-ce à dire pour cela, comme le veulent encore beaucoup de médecins, que le fer soit emménagogue ?

Dans la deuxième observation, nous avons remarqué, au contraire, que l'emploi du fer avait non-seulement retardé, mais qu'il avait encore rétabli dans leur juste proportion les menstrues qui étaient excessivement abondantes. Il paraîtrait y avoir là une véritable contradiction ; mais le paradoxe disparaît en ramenant les faits à leur véritable explication, ce qu'a très-bien fait M. le professeur Trousseau. En effet, si dans le premier cas le fer a déterminé la fluxion menstruelle, ce n'est pas qu'il ait agi comme emménagogue, mais c'est qu'il a guéri la chlorose, dont l'aménorrhée n'était que symptomatique. Si dans le second cas il a guéri la métrorrhagie périodique, c'est en reconstituant le sang et en lui rendant sa plasticité; le fer, comme le dit M. Trousseau, loin d'être *emménagogue* est donc, au contraire, hémostatique. C'est une justice à rendre au professeur de thérapeutique de la Faculté de Paris, de reconnaître hautement qu'il est peut-être de tous les médecins celui qui, dans ces derniers temps, a donné aux préparations martiales la plus forte impulsion. « Le fer, dit-il, qui mérite d'être « placé dans l'ordre de son utilité à côté du quinquina, « du mercure et de l'opium » (*Traité de thérapeutique*) doit être proclamé comme le moyen le plus puissant et le plus sûr de rétablir les proportions altérées des éléments divers de cette *chair coulante* destinée à influencer régulièrement l'innervation et à renouveler la trame de nos organes.

Je ne terminerai point sans recommander la méthode récente qui consiste à donner le fer mélangé dans la pâte. C'est une préparation à laquelle MM. Piorry, Guéneau de Mussy, et Honoré, etc., ont reconnu une grande efficacité et qui, n'étant pas assez connue partout, n'est pas assez employée. Les malades préfèrent souvent ce mode d'administration à tous les autres, parce qu'il laisse en quelque sorte oublier le médicament; d'ailleurs, n'étant pas coûteux comme le sont les pilules de Vallet, les pastilles au lactate de fer de Gélis et Conté, qui constituent sans doute d'excellentes formules : le pauvre peut en profiter aussi bien que le riche.

M. Riffaut, médecin à Mayet (Sarthe), vient de publier, dans le *Journal des Connaissances médico-chirurgicales* (n° 3, mars 1844), plusieurs observations desquelles il ressort que le monésia, sous forme d'extrait, peut guérir la chlorose quand les autres moyens ont échoué. Quel serait en pareille circonstance le mode d'action de ce médicament? *à priori* on a peine à concevoir son avantage sur le fer. Cependant, comme en thérapeutique il est très-souvent difficile et même impossible de se rendre compte du *pourquoi* et du *comment*, nous ne voulons rien préjuger de la valeur et de l'efficacité du monésia dans la chlorose, c'est aux médecins à répéter les observations de M. Riffaut.

Le praticien qui exerce dans une grande ville comme Lyon, où l'on rencontre tant de conditions hygiéniques qui ont une action débilitante sur l'économie, ne saurait trop s'appliquer à reconnaître la chlorose, surtout celle qui, pour être d'une nature *douteuse* et *indécise*, n'en existe pas moins réellement. La forme de cette maladie, que M. Trousseau a justement appelée ménorrhagique, et dont nous avons rapporté un bel exemple, est rare chez les jeunes filles, mais elle est assez commune à l'âge adulte chez les femmes mariées.

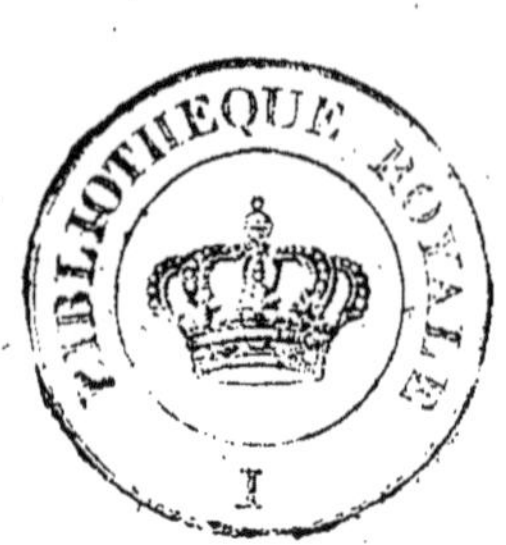

www.ingramcontent.com/pod-product-compliance
Ingram Content Group UK Ltd.
Pitfield, Milton Keynes, MK11 3LW, UK
UKHW020538230726
13925UKWH00006B/2346

9 782014 050479